Farah Ashraf

Avaliação da qualidade dos serviços de cuidados pré-natais focalizados

Farah Ashraf

Avaliação da qualidade dos serviços de cuidados pré-natais focalizados

ScienciaScripts

Imprint

Any brand names and product names mentioned in this book are subject to trademark, brand or patent protection and are trademarks or registered trademarks of their respective holders. The use of brand names, product names, common names, trade names, product descriptions etc. even without a particular marking in this work is in no way to be construed to mean that such names may be regarded as unrestricted in respect of trademark and brand protection legislation and could thus be used by anyone.

Cover image: www.ingimage.com

This book is a translation from the original published under ISBN 978-3-330-33037-5.

Publisher:
Sciencia Scripts
is a trademark of
Dodo Books Indian Ocean Ltd. and OmniScriptum S.R.L publishing group

120 High Road, East Finchley, London, N2 9ED, United Kingdom
Str. Armeneasca 28/1, office 1, Chisinau MD-2012, Republic of Moldova, Europe
Printed at: see last page
ISBN: 978-620-7-95255-7

AVISO DE RECEPÇÃO

Em primeiro lugar, expresso a minha mais profunda gratidão a Deus Todo-Poderoso, o Compassivo e Misericordioso, que me deu coragem, compreensão, discernimento e força para concluir o meu projeto. Agradeço ao meu supervisor, Dr. Inayat H. Tavera, pelo seu apoio, paciência e orientação durante todo o estudo.

Agradeço também aos membros do corpo docente da Academia de Saúde Pública por terem aprovado este estudo e à direção do Hospital POF pela sua cooperação e apoio a este estudo. Estou grato a todos os doentes pela sua participação.

Por último, um agradecimento especial aos meus pais e a toda a minha família pelos seus votos de felicidades, por acreditarem nas minhas capacidades e pelo seu apoio e encorajamento constantes durante os meus estudos.

Dr. Farah Ashraf

GLOSSÁRIO

ANC	Cuidados pré-natais
EDD	Data de expiração prevista
FANC	Cuidados pré-natais específicos
VIH	Vírus da imunodeficiência humana
IPT	Tratamento preventivo intermitente da malária
LBW	Baixo peso à nascença
MCHIP	Programa Integrado de Saúde Materna e Infantil
MMR	Taxa de mortalidade materna
MNCH	Saúde materna, neonatal e infantil
PDHS	Inquérito Demográfico e de Saúde do Paquistão
ITS	Infecções sexualmente transmissíveis
TB	Tuberculose
UNICEF	Fundo das Nações Unidas para a Infância (oficialmente Fundo das Nações Unidas para a Infância) Fundo Internacional de Emergência das Nações Unidas para a Infância (UNICEF)
PNUD	Programa das Nações Unidas para o Desenvolvimento
OMS	Organização Mundial de Saúde

INTRODUÇÃO

[1,3,4]A procura de cuidados de saúde durante a gravidez é vital para a saúde da mãe e do recém-nascido, uma vez que a gravidez é um momento crítico para promover comportamentos saudáveis através da prestação de determinados serviços preventivos e de promoção da saúde, tais como apoio nutricional, prevenção e tratamento da anemia, rastreio serológico da sífilis, diabetes, hepatite, prevenção da malária, imunização contra o tétano, prevenção da transmissão vertical do VIH e programas de educação para a saúde. [3,4,5]O modelo de cuidados pré-natais focalizados (FAC) promovido pela OMS é uma abordagem integrada actualizada dos cuidados pré-natais que privilegia a qualidade em relação à quantidade de consultas, centra-se nas necessidades individuais para manter uma gravidez normal, prevenir complicações e promover a deteção e o tratamento precoces das complicações. O princípio básico é que todas as gravidezes são de risco e os cuidados pré-natais devem ser utilizados como o principal canal para a promoção da saúde e a prevenção de doenças. A assistência qualificada ao parto, o parto limpo e seguro, os cuidados e o apoio ao recém-nascido durante e após o parto também fazem parte do pacote ANCF. [5,6,7,8]A Organização Mundial de Saúde recomenda que as mulheres cuja gravidez está a progredir frequentem normalmente quatro consultas pré-natais: a

---

3   [1] Karin Gross, Joanna Armstrong Schellenberg, Flora Kessy, et al.
    Um estudo piloto em clínicas pré-natais no Vale de Kilombero, Sudeste da Tanzânia, BMC Pregnancy Childbirth. 2011; 11: 36. Publicado online em 20 de maio de 2011. doi: 10.1186/1471-2393-11-36 PMCID: PMC3123249

4   [2] Campbell OM, Graham WJ: Strategies for reducing maternal mortality: continuing what works. Lancet. 2006; 368:1284-1299. doi: 10.1016/S0140-6736(06)69381-1

5   [6] Campbell O. M., Graham W. J., The steering group of The Lancet Maternal Survival Series: Maternal survival.
    2: Estratégias para reduzir a mortalidade materna: continuar o que funciona. Lancet 2006, 368:128499.

6   [7] Lawn JE, Cousens S, Zupan J: 4 milhões de mortes neonatais: quando, onde, porquê? The Lancet 2005,
    365:891-900.

7   [8] Turan JM, Bulut A, Nalbant H, Ortayh, Akalin AH. Qualidade dos cuidados pré-natais em regime de internamento em
    Instabulário. Planeamento familiar. 2006; (1) 37.

primeira visita no primeiro trimestre (idealmente antes das 12 semanas, mas não depois das 16 semanas), às 24-28 semanas, às 32 semanas e às 36 semanas.

Cuidados de saúde pré-natais e maternos específicos

A maioria das mortes maternas ocorre durante o trabalho de parto, o parto ou nas primeiras 24 horas após o parto. A maior parte das complicações intra-uterinas não pode ser prevista ou prevenida de forma fiável, embora a maioria possa ser tratada com sucesso com um diagnóstico atempado e cuidados adequados. [67]O período neonatal dura apenas 28 dias, mas é responsável por 38% de todas as mortes de crianças com menos de 5 anos de idade. Os cuidados pré-natais têm um grande potencial para reduzir a morbilidade materna, melhorar a sobrevivência neonatal e constituem um elo importante na continuidade dos cuidados desde o domicílio até ao hospital. Os cuidados pré-natais têm a vantagem adicional de facilitar a assistência qualificada no parto, encorajar as mulheres a procurar cuidados pós-natais para si próprias e para os seus recém-nascidos e promover a saúde ao longo de todo o ciclo de vida. De acordo com um relatório da OMS/UNICEF de 2003, as mulheres que frequentam pelo menos quatro consultas de cuidados pré-natais têm, em média, 3,3 vezes mais probabilidades do que as outras mulheres de dar à luz numa assistência qualificada. [8]Além disso, os serviços de cuidados pré-natais de qualidade são um dos quatro pilares da iniciativa "Maternidade Segura", juntamente com o parto seguro, os cuidados obstétricos essenciais e o planeamento familiar, que contribuem para reduzir a mortalidade materna.

Cobertura do ANC: o panorama geral

Os cuidados pré-natais são uma história de sucesso em termos de cobertura global e constituem um indicador importante do acesso e da utilização dos cuidados de saúde durante a gravidez (Figura 1).

[9]Atualmente, de acordo com as Estatísticas Mundiais de Saúde de 2012, 81% das mulheres em todo o mundo têm acesso a pelo menos uma consulta pré-natal e, nos países industrializados, mais de 95% das mulheres grávidas têm acesso a cuidados pré-natais, 99% dão à luz com profissionais qualificados e 90% vão a pelo menos uma consulta pós-natal. A cobertura de pelo menos uma consulta pré-natal é relativamente elevada nos países em desenvolvimento, 69% na África Subsariana em comparação com 54% na Ásia, mas a qualidade dos serviços, bem como a cobertura, são necessárias para maximizar o impacto. Existem barreiras geográficas, financeiras e culturais à prestação de serviços de cuidados pré-natais, tais como a distância até às instalações, a incapacidade de pagar pelos serviços e as crenças e práticas da comunidade, tais como a nutrição materna e as práticas de alimentação infantil subóptimas.

Cobertura dos cuidados pré-natais (mulheres com mais de 4 consultas), 2000 - 2008.

Os limites, nomes e designações indicados no mapa não implicam a expressão de qualquer opinião por parte da Organização Mundial de Saúde relativamente ao estatuto jurídico de qualquer país, território, cidade ou área ou das suas autoridades, ou relativamente à delimitação das suas fronteiras ou limites. As linhas pontilhadas nos mapas representam linhas fronteiriças aproximadas para as quais ainda não existe um acordo total.

Fonte dos dados: Organização Mundial de Saúde Preparação do mapa: informação sobre saúde e sistemas de informação geográfica (SIG) Organização Mundial de Saúde

---

1.   [9] UNICEF. A Situação das Crianças no Mundo 2006. 2005. Nova Iorque: Fundo das Nações Unidas para a Infância.

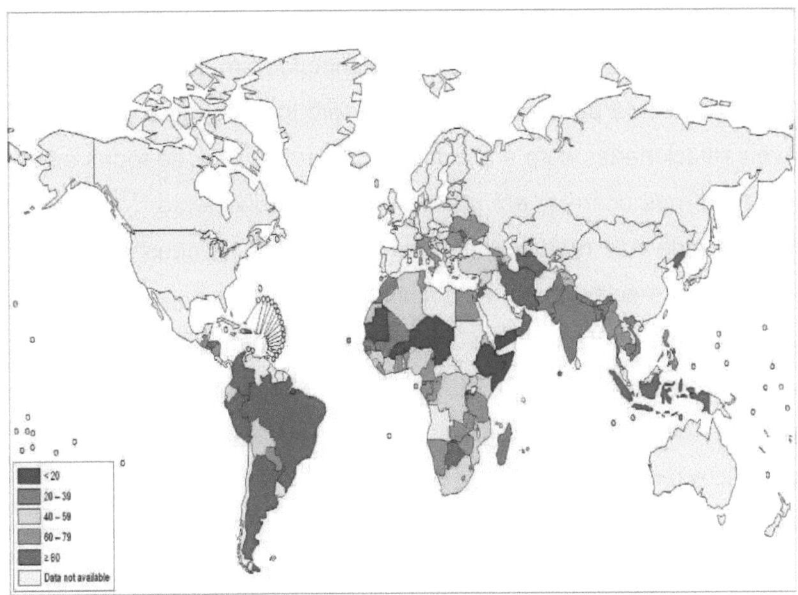

Figura 1: CUIDADOS ANTENATÓRIOS; MAPA GLOBAL (OMS 2010)

Cenário no Paquistão

No Paquistão, quase três quartos das mães (73%) declararam ter recorrido a um profissional de saúde qualificado para cuidados pré-natais pelo menos uma vez. A cobertura é mais elevada entre as mulheres com menos de 35 anos de idade (três quartos) e significativamente mais elevada nas zonas urbanas (88%) do que nas zonas rurais (67%). Em todas as regiões, a proporção de mães que recebem serviços de cuidados pré-natais é significativamente inferior no Baluchistão (31%) do que no Punjab e Sindh (78% cada), Gilgit Baltistan

(64 por cento) e PDA (61 por cento). À medida que aumenta o nível de escolaridade da mãe, aumenta a probabilidade de ela procurar cuidados especializados durante a gravidez. De acordo com os resultados do PDHS 2012-13, as mulheres com ensino secundário ou superior utilizam quase universalmente os serviços de cuidados pré-natais.

Problema de investigação

[10]Embora a mortalidade materna tenha diminuído em quase 50% entre 1990 e 2010, cerca de 800 mulheres morrem todos os dias de causas evitáveis relacionadas com a gravidez e o parto, e 99% de todas estas mortes maternas ocorrem em países em desenvolvimento. [11]Entre um terço e metade das mortes maternas são devidas a causas como a hipertensão (pré-eclâmpsia e eclâmpsia) e a hemorragia pré-natal, que estão diretamente relacionadas com cuidados inadequados durante a gravidez, baixa cobertura de ANCF ou má qualidade dos serviços.

Os serviços de cuidados pré-natais são prestados aos níveis primário, secundário e terciário, mas existem desigualdades na prestação destes serviços, como demonstrou o Inquérito Demográfico e de Saúde de 2012-13. [12]Apenas 25% das mulheres nas zonas rurais e urbanas do Punjab tiveram acesso a prestadores de cuidados de saúde em estabelecimentos de saúde públicos, apesar de o Punjab ser a província mais populosa do Paquistão, com 36 distritos. [13]Foram identificadas muitas razões para a cobertura desigual dos cuidados pré-natais, incluindo sistemas de saúde fracos, falta de formação e inacessibilidade das instalações de saúde e dos serviços de cuidados pré-natais, em

No Paquistão, acredita-se que são responsáveis por uma elevada proporção de mortes maternas e infantis. O Inquérito Demográfico e de Saúde do Paquistão confirma que a mortalidade materna não é simplesmente o resultado de uma falha no tratamento, mas sim o resultado de uma interação complexa de uma miríade de factores

---

1. [10] Birungi H, Onyango-Ouma W: Aceitabilidade e sustentabilidade dos cuidados pré-natais centrados na OMS.
   Pacote no Quénia. Nairobi; 2006.
2. [11] Khan KS, Wojdyla D, Say L, Gulmezoglu AM, Van Look PF. Análise da OMS sobre as causas da mortalidade materna
   Morte: uma revisão sistemática. Lancet 2006; 367:1066-1074.
3. [12] Pakistan Statistical Yearbook (2007), Serviço Federal de Estatística, Governo do Paquistão.
4. [13] Raisa B. G., Paul P., Oslon J. K.: Pontos fortes e desafios do primeiro ciclo de ensino pré-licenciatura
   O programa de ciências de enfermagem do Paquistão. Jornal de enfermagem profissional 2009. 25 (4): 240-248.

sociais, culturais e económicos. [14]Estima-se que 25% das mortes maternas ocorram durante a gravidez, um número que varia de país para país em função da prevalência do aborto inseguro, da violência e das doenças numa determinada região.

Objetivo do estudo

Os cuidados pré-natais podem salvar a vida das mães e dos bebés, promovendo e mantendo uma boa saúde durante a gravidez e o período pós-natal precoce, os períodos de maior risco. Os cuidados pré-natais são frequentemente o primeiro contacto da mulher com os serviços de saúde, constituindo um ponto de entrada para cuidados abrangentes, promovendo práticas saudáveis em casa, influenciando o comportamento de procura de cuidados de saúde e ligando as mulheres com complicações na gravidez ao sistema de encaminhamento.

[15]De acordo com o Inquérito Demográfico e de Saúde do Paquistão de 2012-13, a proporção de mães que recebem cuidados pré-natais de um profissional de saúde qualificado melhorou significativamente nos últimos 11 anos, passando de 43% em 2001 para 61% em 2006-07 e 73% em 2012-13, mas no que diz respeito à saúde materna e infantil, registou-se apenas um declínio de 25% nos últimos dez anos, de 350 para 260 por 100 000 nados-vivos, como refletido no Índice de Desenvolvimento Humano do PNUD. Assim, é necessário prestar atenção à qualidade da prestação de serviços. Existe pouca literatura sobre a qualidade da prestação de serviços em centros de cuidados terciários no Paquistão. Por conseguinte, o objetivo deste estudo é avaliar a qualidade dos serviços de CPNF prestados em centros de

---

1. [14] OMS. Relatório sobre a Saúde no Mundo 2005: Fazer com que cada mãe e cada criança contem. 2005. Genebra, Suíça:
   Organização Mundial de Saúde
2. [15] Stanton C, Blanc AK, Croft T, Choi Y. Skilled birth attendance in developing countries: progress to date.

cuidados terciários. Este estudo ajudará a desenvolver hipóteses para estudos de intervenção destinados a melhorar a qualidade da prestação de serviços e a qualidade de vida das mães e dos recém-nascidos.

Finalidade e objectivos

O objetivo do estudo é melhorar a saúde das mulheres e reduzir a morbilidade e a mortalidade maternas associadas à gravidez e às suas complicações. Os objectivos do estudo são

> Avaliar a qualidade da prestação de serviços de CPNF em termos de rastreio, identificação, tratamento e aconselhamento dos utentes.

> Identificar diferenças na qualidade da prestação de serviços com base nas qualificações profissionais e na experiência do prestador.

REVISÃO DA LITERATURA

Benefícios da NCA:

[16]Os cuidados pré-natais e pós-natais podem constituir oportunidades importantes para estabelecer ligações entre o sistema de saúde e a comunidade, incentivando as mulheres a dar à luz com uma parteira qualificada. Proporcionam às mulheres e às suas famílias informações e aconselhamento relevantes sobre uma gravidez saudável, um parto seguro e a recuperação pós-parto, incluindo cuidados ao recém-nascido, promoção do aleitamento materno precoce e exclusivo e assistência na tomada de decisões sobre futuras gravidezes para melhorar os resultados. A eficácia dos serviços de cuidados pré-natais depende da competência dos profissionais de saúde num sistema de saúde que funcione, com serviços de encaminhamento, fornecimentos adequados e apoio laboratorial.

[17]Um estudo realizado na Índia confirmou esta conclusão: as mulheres que receberam um elevado nível de cuidados pré-natais tinham quatro vezes mais probabilidades de recorrer a uma assistência qualificada no parto do que as mulheres que receberam um baixo nível de cuidados pré-natais. [18]Um estudo realizado nas zonas rurais do Camboja concluiu que a frequência frequente de consultas pré-natais tinha um impacto na mortalidade materna, não só através da deteção precoce de problemas obstétricos, mas também influenciando a decisão das mulheres de dar à luz em unidades de saúde. Outros estudos demonstraram igualmente que a prestação de informações sobre o trabalho de parto e os sinais de perigo pré-natais pode aumentar a sensibilização das mulheres para as possíveis complicações da gravidez e do parto e influenciar a sua

---

1. [16] Mwifadi Mrisho, Brigit Obrist, Joanna Armstrong Schellenberg, et al. Cuidados pós-natais: perspectivas e experiências de mulheres e profissionais de saúde no sul da Tanzânia BMC Pregnancy and Childbirth 2009, 9:10 doi:10.1186/1471-2393-9-9-9-10
2. [17] Bloom SS, Lippeveld T, Wypij D: Does antenatal care affect the safety of labour? Um estudo em.
3. [18]. Tropical

decisão de aceitar e procurar cuidados especializados o mais cedo possível durante o trabalho de parto.

[19]Um estudo realizado na Cidade do México concluiu que um número insuficiente de consultas estava associado a um aumento de 63% do risco de atraso no crescimento intrauterino e um estudo transversal de base comunitária realizado no Sudão concluiu que, de 900 mulheres grávidas, 811 (90%) tinham tido pelo menos uma consulta. [20]Apenas 11% das mulheres efectuaram mais de quatro consultas pré-natais, mas a comunicação sobre a mudança de comportamentos durante os cuidados pré-natais pode promover práticas de cuidados ao recém-nascido baseadas em provas, a procura de cuidados e a procura de cuidados intra-uterinos e pós-natais qualificados, especialmente nos países em desenvolvimento.

Redução da morbilidade e da mortalidade maternas:

De acordo com a OMS, os cuidados pré-natais reduzem a mortalidade e a morbilidade maternas nos países em desenvolvimento diretamente através da deteção e do tratamento de doenças relacionadas com a gravidez ou co-morbilidades (malária, anemia e sífilis), que têm um enorme impacto na saúde materna e do recém-nascido. A malária durante a gravidez aumenta a probabilidade de anemia materna, aborto espontâneo, nado-morto, prematuridade, atraso de crescimento intrauterino e baixo peso à nascença. O fardo do paludismo durante a gravidez pode ser minimizado através da utilização do tratamento preventivo intermitente (TPI) e do reforço da deteção precoce e do

1.   [19] Coria-Soto IL, Bobadilla JL, Notzon F: Eficácia dos cuidados pré-natais na prevenção da infeção intra-uterina.

Atrofia e baixo peso à nascença devido a parto pré-termo. International Journal of Quality in Health Care 1996, 8:13-20.

2.   [20] Ali AA, Osman MM, Abbaker AO, Adam E (2010) Utilização dos serviços de cuidados pré-natais em Kassala, região oriental.

Sudão. BMC Pregnancy and Childbirth 10: 67.doi:10.1186/1471-2393-10-67 tratamento imediato dos casos entre as mulheres grávidas. [21]A transmissão da sífilis da mãe para o feto durante a gravidez pode atingir os 80%, e o teste e tratamento pré-natal da sífilis demonstrou prevenir a morte fetal intra-uterina na maioria das mulheres, de acordo com um estudo realizado no Malawi. Outro estudo mostrou que as infecções por tétano causam aproximadamente 30 000 mortes maternas por ano em todo o mundo. A imunização contra o tétano durante a gravidez é, por conseguinte, uma intervenção que pode salvar a vida das mulheres grávidas.

Um pacote de saúde pública com uma boa relação custo-eficácia:
Uma nova análise mostra que se 90% das mulheres recebessem cuidados pré-natais, até 14%, ou 160.000 vidas de recém-nascidos, poderiam ser salvas em África. Em comparação com outras componentes do pacote de saúde materna, neonatal e infantil (MNCH), tais como o parto e os cuidados pós-natais, as vidas adicionais salvas são menores, em parte porque os cuidados pré-natais para os recém-nascidos já têm uma cobertura relativamente elevada e já salvam muitas vidas, pelo que a diferença entre a cobertura atual e a cobertura total é menor. [22]No entanto, os benefícios dos cuidados pré-natais são mais do que uma simples redução da mortalidade e, dado o custo relativamente baixo dos cuidados pré-natais, é um dos pacotes de saúde pública com melhor relação custo-eficácia.

Qualidade ANC:
Estudos que avaliaram a qualidade dos cuidados prestados em clínicas pré-natais públicas e privadas levantaram questões sobre o

---

1. [21] Holtzth TH, Kachur SP, Roberts JM, Marum H, Mkandala C, Chizani N,Macheso A Parise ME. Utilização
    eficaz
    Intervenções: quantos recém-nascidos podemos salvar? Lancet 2005; 365(9463):977-988.

desempenho dos profissionais de saúde, tendo constatado que as práticas divergiam frequentemente das recomendações padrão e que os profissionais de saúde não efectuavam testes de diagnóstico. [23]Um estudo realizado na Tanzânia concluiu que os tempos de consulta eram curtos e significativamente diferentes do tempo exigido pelas recomendações do FANC: 12 minutos para a primeira consulta e 6,5 minutos para uma consulta de seguimento, em vez de 42 minutos e 32 minutos, respetivamente. Outros estudos semelhantes referiram um aconselhamento deficiente e uma educação para a saúde inadequada das mulheres grávidas ou atitudes negativas do pessoal de saúde durante os cuidados pré-natais, o que, em última análise, conduziu à insatisfação com os serviços de cuidados pré-natais. Outro estudo sobre a qualidade dos cuidados de saúde revelou que a maioria dos profissionais de saúde dos estabelecimentos públicos não se concentrava na educação das mulheres sobre questões como os sinais de perigo e o plano de parto durante a gravidez.

A medição da cobertura, por si só, não fornece informações sobre a qualidade dos cuidados, e a má qualidade das clínicas de cuidados pré-natais está correlacionada com a baixa utilização dos serviços. Esta situação deve-se frequentemente a um número insuficiente de profissionais de saúde qualificados (especialmente nas zonas rurais e remotas), à falta de normas e protocolos de cuidados, à escassez de consumíveis e medicamentos e às más atitudes dos profissionais de saúde. [24]Uma avaliação efectuada na Tanzânia revelou que as

---

1. [23] Von Bot K, Flessa S, Makuwani A, Mpembeni R, Gian A. Quanto tempo é que os serviços de saúde dedicam à
    cuidados pré-natais? Implicações para a implementação de um modelo de cuidados pré-natais direccionados na Tanzânia. BMC pregnancy and childbirth. 2006;6:22. doi: 10.1186/1471-2393-6-22.
2. [24] Manongi RN, Marchant TC, Bygbjerg IC. Melhorar a motivação dos trabalhadores dos cuidados de saúde primários em
    Tanzânia: a perspetiva de um profissional de saúde. Hum Resour Health 2006; 4:6.
3. [25] Mathole T, Lindmark G, Ahlberg BM. Dilemas e paradoxos na prestação e modificação dos cuidados pré-natais

instalações rurais tinham duas vezes mais profissionais de saúde pouco qualificados do que os centros urbanos. A prestação de serviços de cuidados pré-natais de qualidade depende em grande medida da disponibilidade de recursos. Apesar da elevada utilização dos cuidados pré-natais nos países em desenvolvimento, a sua qualidade é limitada pela falta de recursos. [25]Num estudo qualitativo realizado no Zimbabué, os profissionais de saúde, em entrevistas aprofundadas, manifestaram a sua preocupação com a falta de recursos para os cuidados pré-natais, tais como medicamentos, pessoal, eletricidade e telefone, bem como com o mau estado das instalações.

Cobertura e utilização dos serviços de cuidados pré-natais:

A cobertura e a qualidade dos serviços de cuidados pré-natais no Punjab são muito baixas. [26]Apenas metade das gravidezes previstas são registadas e 1/3 delas não comparecem às consultas de acompanhamento. Um estudo realizado em Karachi revelou que 49% das mulheres não recebiam cuidados pré-natais, mesmo com serviços de cuidados pré-natais gratuitos ou de baixo custo no sector público da saúde. [27]No que se refere à utilização dos serviços de cuidados pré-natais pelas mulheres rurais, os resultados revelaram que apenas 28,1% (34/121) das mulheres grávidas da aldeia de Sarbund utilizaram os serviços de cuidados pré-natais, quer no sector privado (6/121; 0,5%), quer no sector público (28/121; 23,1%).

Care: A study of nurses and midwives in rural Zimbabwe. Publicação de acesso antecipado; 2005.

1. [26] Muhammad Ashraf Majrooh, Seema Hasnain et al: Coverage and quality of antenatal care. Em contextos de cuidados de saúde primários na província de Punjab, no Paquistão PLoS One. 2014; 9(11)

2. [27] Hasan Z, Zia S, Marasi M: Consumption of antenatal care services by rural women in northwest Pakistan (Consumo de serviços de cuidados pré-natais por mulheres rurais no noroeste do Paquistão). JPMI 2007, vol. 21(1): 29-35.

3. [28] Nisar N, Amjad R: Pattern of antenatal care provided at a public sector hospital Hyderabad Sindh. J

Satisfação com os serviços de ANC:

De acordo com um estudo recente realizado em Hyderabad, Sindh, metade das mulheres da amostra do estudo estavam satisfeitas com os seus cuidados gerais. A maioria das mulheres foi submetida a exames pré-natais de rotina, como exames de urina, de sangue, exames pré-natais e medição da tensão arterial. Cerca de 86,2% das mulheres afirmaram que tiveram de esperar mais de duas horas pelo exame. Relativamente à satisfação com a receção de medicamentos, 63% estavam insatisfeitas; 75% das mulheres não receberam uma vacina completa contra o tétano. [28]Apenas 31% receberam instruções sobre cuidados perinatais, 46% receberam informações sobre exercício físico e 36% receberam informações sobre medo e ansiedade.

Ayub Med Coll Abbottabad . 2007 19(4): 11-13.

METODOLOGIA

Conceção do estudo

Foi utilizado um estudo transversal para avaliar a qualidade dos serviços de cuidados pré-natais prestados às mulheres que frequentam um centro de saúde terciário em Wah Kantt, distrito de Rawalpindi. Foi utilizada uma abordagem quantitativa para a recolha de dados e as mulheres foram recrutadas após a revisão dos registos maternos e a obtenção do consentimento informado. Na fase inicial, foram registadas as informações demográficas das pacientes e foi pedido a cada mulher selecionada que partilhasse informações sobre a consulta pré-natal nesse centro de saúde específico. Os registos de saúde materna ou as fichas pré-natais também foram revistos para documentar cada visita. A informação dos prestadores de serviços foi obtida através de entrevistas directas utilizando um questionário estruturado. A qualidade dos serviços prestados foi avaliada através da observação e de perguntas fechadas sobre a história, a identificação de sinais de perigo, o exame físico obstétrico, o pedido de análises laboratoriais seleccionadas, o aconselhamento e o estado de imunização das mulheres grávidas.

Fonte de dados

A fonte primária de recolha de dados foi utilizada para recolher dados adicionais relevantes para o tema da investigação e foi obtida através de entrevistas pessoais aos participantes, utilizando um questionário estruturado com perguntas fechadas, bem como através da observação direta das orientações e práticas normalizadas recomendadas. As entrevistas foram conduzidas pela própria investigadora principal.

Técnicas de recolha de dados

[29]A ferramenta de recolha de dados foi desenvolvida após uma extensa revisão da literatura e foi emprestada da ferramenta QIPs, que tem sido utilizada em várias intervenções de saúde materna do MCHIP em África e no Paquistão. Desde 1980, o MCHIP tem trabalhado em mais de 50 países em desenvolvimento em África, na Ásia, na América Latina e nas Caraíbas para melhorar a saúde das mulheres e das suas famílias. O MCHIP apoia programas de saúde materna, neonatal e infantil, imunização, planeamento familiar, nutrição, malária e VIH/SIDA, e promove a integração de programas e serviços sempre que possível. As directrizes e recomendações da OMS para as consultas pré-natais também foram tidas em consideração na conceção do questionário para a recolha de dados. O questionário foi traduzido para a língua urdu para facilitar a comunicação. Depois de explicar aos participantes a finalidade e os objectivos do estudo, foi obtido o consentimento verbal informado. O responsável pela recolha de dados preencheu um questionário estruturado pormenorizado, que incluía perguntas sobre as características demográficas dos participantes, a história da gravidez, as habilitações do médico, a experiência profissional e o número de doentes admitidos por dia. A observação direta foi realizada de acordo com os domínios definidos no instrumento de recolha de dados e os participantes foram questionados sobre o comportamento dos médicos, a identificação de sinais de perigo, o exame físico, as análises laboratoriais, o estado de imunização e o aconselhamento em várias áreas, como a nutrição e os autocuidados, o planeamento familiar, os cuidados de emergência, a importância da amamentação e os cuidados pós-natais.

---

1. [29] Resumo técnico do MCHIP Qualidade dos cuidados de saúde 2014

Condições de estudo

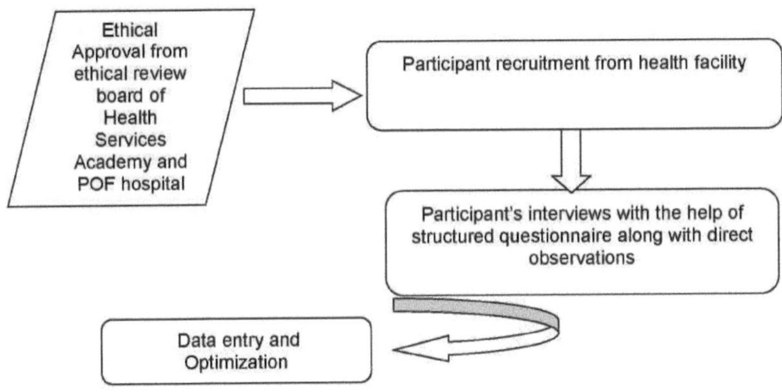

Figure 2: DATA COLLECTION PROCESS

O estudo foi realizado num ambiente urbano, no Pakistan Ordnance Factories (POF) Hospital, em Wah Cantonment e no distrito de Rawalpindi. [2]Wah Cantonment é uma cidade militar localizada na província paquistanesa de Punjab, 50 km a noroeste de Islamabad **(Figura 3)**, cobrindo uma área de 90,65 km (35,00 sq mi). A população total do distrito é de 350.000 habitantes (2012). A taxa de alfabetização é de cerca de 99%.

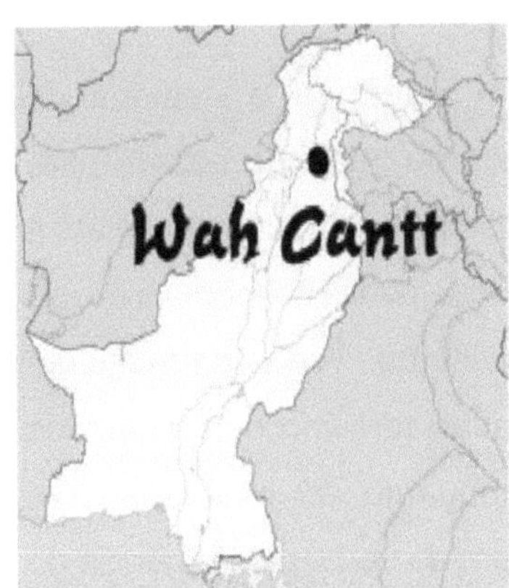

Figura 3: Localização de Wah Cantt

O PEF Hospital é um hospital universitário de cuidados terciários afiliado à Wah Medical School e serve tanto o pessoal do PEF como os pacientes privados que residem em Wah Cantt e arredores, proporcionando uma oportunidade para avaliar a qualidade dos cuidados prestados a ambas as categorias de pacientes no mesmo local. Além disso, médicos com diferentes qualificações clínicas prestam

serviços aos pacientes, facilitando a avaliação das diferenças na qualidade dos cuidados com base nas qualificações clínicas de um prestador.

População do estudo

A população do estudo era constituída por mulheres grávidas que frequentavam o POF Hospital Wah Kantt para cuidados pré-natais, que foram incluídas no estudo independentemente do trimestre e do número de consultas pré-natais, uma vez que o principal objetivo era avaliar se todos os serviços de qualidade recomendados internacionalmente e baseados em provas eram prestados às pacientes e se estavam em conformidade com as orientações globalmente aceites para serviços de cuidados pré-natais específicos.

Critérios de inclusão e exclusão

Os critérios de inclusão também podem referir-se a critérios de elegibilidade que foram estabelecidos antes do início do estudo para recrutar participantes para esse estudo específico, enquanto os critérios de exclusão identificam características indesejáveis da população da amostra que podem causar problemas no estudo. Todas as mulheres grávidas que frequentaram o centro de saúde terciário para cuidados pré-natais foram incluídas no estudo, enquanto as mulheres com complicações obstétricas e as que recorreram ao serviço de urgência do hospital foram excluídas.

Tamanho da amostra

A dimensão da amostra para estes dados quantitativos foi calculada utilizando o software Open Epi, depois de determinar o número total de pacientes que frequentaram um determinado centro de saúde para receber cuidados pré-natais num determinado período de tempo. O número médio mensal de 1000 pacientes do sexo feminino que visitam o centro de saúde para cuidados pré-natais foi considerado como a população do estudo, com um limite de confiança de 5% e um tamanho de efeito estimado de 1,0 (Tabela 1). O tamanho da amostra calculado foi de 278 utilizando o software acima referido e foram incluídas no estudo 278 participantes, independentemente da sua categoria.

Técnica de amostragem

Foi utilizado um método de amostragem de conveniência (amostragem não probabilística) para selecionar as mulheres que frequentam o hospital PEF para cuidados pré-natais.

Variáveis

Variável dependente: Qualidade dos cuidados pré-natais específicos em termos de comportamento do médico, exame, rastreio, tratamento e aconselhamento.

Variáveis independentes: qualificações clínicas dos médicos, formação do pessoal, instalações de saúde, categoria de doentes e comportamento das grávidas na procura de cuidados de saúde.

Quadro 1: Cálculo da dimensão da amostra

Tamanho da população (N):   1000

Frequência percentual hipotética de um fator de resultado numa população de 50%+/-.

(p):   5

Limites de confiança como %)(*d*):	% de 100(absoluto +/- 5%
Efeito de conceção:	1

Dimensão da amostra (*n*) para diferentes níveis de confiança

Confiança	Nível (%)	Tamanho da amostra
95%		278
80%		142
90%		214
97%		321
99%		
99.9%		521
99.99%		603

equação

[2]Dimensão da amostra $n = [DEFF*Np(1-p)]/ [(d_{/Z2i-a/2}*(N-1)+p*(1-p)]$.

Gestão e análise de dados

Os dados foram introduzidos a partir de questionários pré-estruturados no SPSS (Statistical Package of Social Sciences); os dados recolhidos foram cruzados para eliminar a possibilidade de erros e garantir a sua validade. Os dados foram optimizados através do cálculo das frequências de todas as variáveis para verificar a existência de dados mal codificados. Os nomes dos participantes foram alterados para manter o seu anonimato e os dados foram analisados utilizando o SPSS. Foram calculadas estatísticas descritivas para verificar as distribuições de frequência das variáveis contínuas. A associação entre as variáveis independentes e dependentes foi testada utilizando o teste do Qui-quadrado e um valor de p inferior a 0,05 foi considerado significativo. As variáveis independentes foram o prestador de cuidados de saúde e o género. As variáveis independentes incluíram a qualificação/titulação clínica do prestador de cuidados de saúde, a categoria do paciente, o número de consultas pré-natais e as variáveis dependentes foram o comportamento do prestador de cuidados de saúde em relação aos pacientes, o exame físico, o exame/tratamento e o aconselhamento em diferentes áreas. A relação entre as variáveis independentes e dependentes foi testada para determinar quais as variáveis que poderiam influenciar o resultado.

Considerações éticas

A aprovação ética do estudo proposto foi obtida junto do Comité de Ética (CE) da Academia de Ciências da Saúde de Islamabad. Foi obtido o consentimento informado verbal das mulheres elegíveis para participar no estudo. Foram informadas da natureza e do objetivo do estudo e de que se trataria de um estudo não interventivo, sem riscos físicos para as mulheres participantes. As participantes no estudo foram também informadas do seu direito ao respeito, à autonomia e à confidencialidade da informação. Foi também obtida uma autorização formal do diretor do local de recolha de dados, que é o POF Hospital, Wah Cantt.

RESULTADOS

Taxa de resposta

Das 278 participantes do sexo feminino recrutadas para o estudo, todas deram o seu consentimento formal para participar no estudo e foram questionadas sobre os serviços prestados durante as consultas pré-natais; assim, a taxa de resposta foi de 100%.

Perfil demográfico dos pacientes/participantes

Observou-se que as mulheres de diferentes idades, entre os 22 e os 39 anos, vão aos centros de saúde para os serviços pré-natais. Entre as mulheres entrevistadas no estudo, quase todas eram adultas. A maioria das mulheres encontrava-se no grupo etário dos 28-33 anos (55,75%), com uma média de idades de 31,33+3,566 (mediana 31,00), segunda paridade (41,7%, média 2,09+0,957, mediana 2,0). A percentagem de mulheres que se deslocaram ao centro de saúde para a sua primeira consulta pré-natal foi a mais elevada (29,1%). Os participantes no estudo pertenciam a ambas as categorias, ou seja, trabalhadores do PEF e não trabalhadores do PEF (pacientes privados), mas a frequência de pacientes que eram trabalhadores do PEF era elevada porque o centro de saúde admitia pacientes desta categoria gratuitamente ou a um custo mínimo em comparação com os pacientes privados. A maioria dos participantes tinha o ensino superior (37,1%) e apenas 0,7% tinha o ensino primário (Tabela 2).

Quadro 2: Distribuição das características demográficas dos participantes

Caracterização	Frequência (N=278)	Percentagem (%)
Idade (anos)		
22-27	42	15.11
28-33	155	55.75
34-39	81	29.14
Total	100	100.00

Paridade

1	82	29.5
		41.7
		20.5
		6.5
5	5	1.8
Total	278	100.0

Educação

Principal		.7
Secundário		24.5
Escola secundária		24.5
Graduação	103	37.1
Estudos de pós-graduação		13.3
Total	278	100.0

Número de consultas pré-natais

1	81	29.1
	65	23.4
	56	20.1
		27.3
Total	278	100.0

Categoria do doente

Membro do pessoal da FPO		80.6
Pacientes privados		19.4
Total	278	100.0

Perfil do fornecedor

Os serviços pré-natais eram prestados por pessoal de saúde com qualificações e experiência clínicas variáveis neste local de estudo específico. A maioria das mulheres grávidas que frequentaram o serviço de obstetrícia do hospital foi atendida por estagiários do terceiro ou quarto ano, depois de terem passado a primeira parte do FPCPS (64,4%). Os conselheiros e professores especializados estavam disponíveis apenas para 35,6% (99) das pacientes, incluindo 54 participantes privadas. Normalmente, 35-40 mulheres visitavam diariamente a clínica do centro de saúde, e os especialistas ou professores atendiam apenas 20-25 mulheres por dia, incluindo ambas as categorias de pacientes, para serviços específicos de cuidados pré-natais.

Serviços prestados às mulheres durante o período pré-natal

O estudo avaliou os serviços de cuidados pré-natais em termos de atitude do médico, exame físico e laboratorial, tratamento e aconselhamento.

Comportamento dos prestadores de serviços em relação aos doentes

O comportamento dos prestadores de serviços foi, de um modo geral, positivo para com as participantes e trataram as mulheres com respeito, o que foi observado durante a recolha de dados. As pacientes também foram questionadas sobre as atitudes dos prestadores de serviços e referiram que estes recebiam as mulheres e as tratavam com cordialidade e respeito, encorajando-as a fazer perguntas sobre a sua saúde e o seu estado atual.

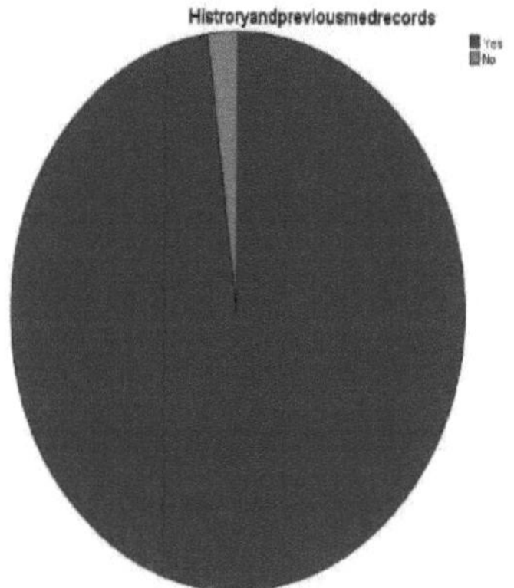

Figura 4: Percentagem de conclusão do historial

Os resultados do estudo mostraram que os antecedentes pessoais, psicossociais, médicos e obstétricos foram recolhidos de 97,8% das participantes que foram ao hospital para cuidados pré-natais. Apenas 2,2% (6) das participantes revelaram não ter sido recolhida história no momento da prestação do serviço (Figura 4). Destas, 1,8% (5) foram atendidas por estagiários de PG e 0,4% (1) por orientadores especializados.

Exame físico

Durante o período de recolha de dados, todas as participantes foram entrevistadas sobre os seus exames de saúde, tendo em conta o número de consultas pré-natais. Os resultados mostraram que todas as mulheres foram examinadas relativamente ao peso, à tensão arterial, à anemia, ao crescimento e aos movimentos do feto. A data prevista para o parto foi calculada com base na última menstruação de 81 (29,1%) participantes que efectuaram o seu primeiro exame pré-natal. Durante a consulta, as mulheres também foram examinadas para detetar sopros no coração do feto, gravidezes múltiplas e má posição. Os resultados foram também confirmados por observação direta.

Testes de rastreio e laboratoriais

Os resultados do estudo revelaram que as mulheres foram convidadas a efetuar vários testes laboratoriais durante as suas visitas. As participantes foram submetidas a testes para deteção de sinais de perigo, grupo sanguíneo, fator Rh, hemoglobina, diabetes e hepatite. Como se pode ver na Fig. 5, 90,6% (252) das participantes foram questionadas sobre sinais de perigo, tais como hemorragia vaginal, visão turva, obstipação, dispneia, visão turva e dor de cabeça. 82,4% (229) das participantes foram submetidas a testes de grupo sanguíneo e hemoglobina, 79,1% (220) foram submetidas a testes de glicemia e hepatite, enquanto nenhuma participante foi submetida a testes de VIH e sífilis.

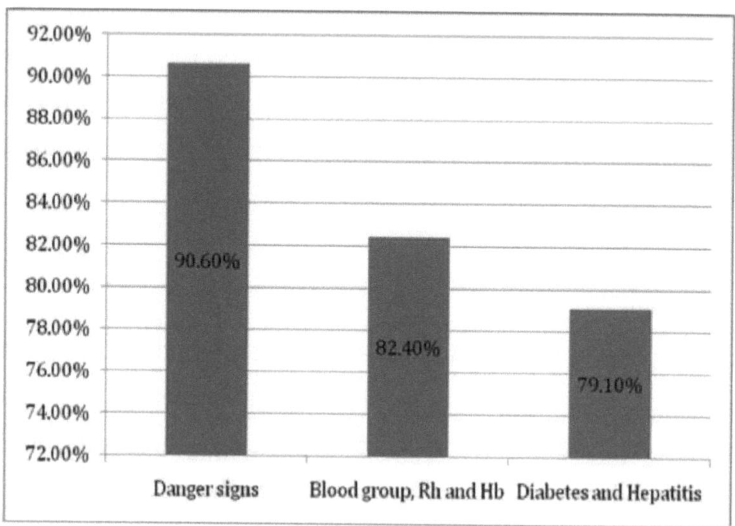

Figura 5: Exame e testes laboratoriais

Vacinação e suplementos

A maioria das mulheres (98,9%) recebeu vacinação contra o tétano e suplementos nutricionais durante a consulta pré-natal. O ácido fólico foi prescrito a quase todas as mulheres grávidas para corrigir a deficiência de ácido fólico. Apenas 1,1% das participantes referiu não ter recebido suplementos.

Educação sanitária e aconselhamento

A avaliação da educação para a saúde FANC exigia que as participantes respondessem a perguntas sobre cinco áreas distintas de aconselhamento, incluindo nutrição e autocuidados, cuidados de emergência, planeamento familiar, amamentação e cuidados pós-natais. Os resultados do estudo indicam que as participantes receberam aconselhamento sobre diferentes temas, consoante o número de consultas pré-natais. A educação para a saúde e o aconselhamento sobre nutrição e auto-cuidados foram recebidos por 119 (42,8%) participantes em diferentes consultas pré-natais (Figura 6). Entre elas, a maioria (21,2%) foi a que compareceu à primeira consulta pré-natal. (Tabela 3)

Quadro 3: Aconselhamento nutricional e auto-cuidado entre os diferentes participantes

Quantidade consulta pré-natal	Nutrição e cuidados pessoais		Total
	Sim	Não	
1	59(21.2%)	22(7.9%)	81(29.1%)
	25(9.0%)	40(14.4%)	65(23.4%)
	20(7.2%)	36(12.9%)	56(20.1%)
	15(5.4%)	61(21.9%)	76(27.3%)
Total	119(42.8%)	159(57.2%)	278(100.0%)

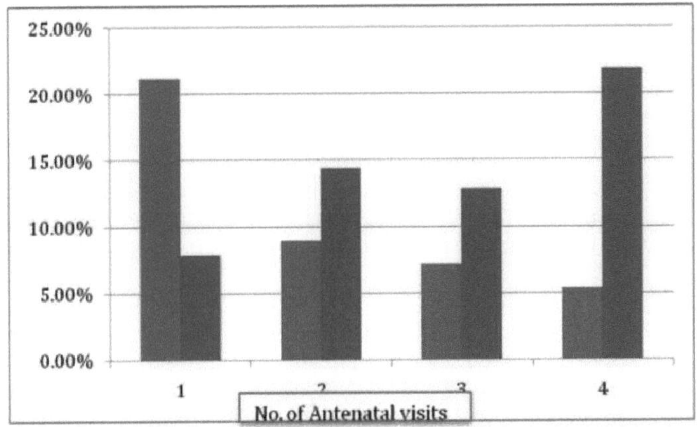

Figura 6: % de mulheres que receberam aconselhamento sobre nutrição e cuidados pessoais.

16,9 % das mulheres sabiam como se comportar em situações de emergência. Das 278 participantes, 197 estavam na segunda, terceira e quarta consultas pré-natais, pelo que foi necessário fornecer informações e educação para a saúde sobre temas como o planeamento familiar, a amamentação e os cuidados pós-natais. O aconselhamento sobre planeamento familiar e aleitamento materno foi prestado a 9% e 9,4% das mulheres, respetivamente, do total de participantes que fizeram parte do estudo. 29,1% (81) das participantes estavam a visitar a clínica pela primeira vez e não receberam informação sobre estas questões. Apenas lhes foram transmitidos conhecimentos sobre nutrição, autocuidados e cuidados de emergência.

Das 132 participantes que compareceram à terceira e quarta consultas pré-natais, apenas 18 (6,5%) receberam aconselhamento sobre cuidados pós-natais e todas eram pacientes privadas atendidas por consultores especializados. 114 mulheres referiram que não receberam qualquer informação sobre cuidados pós-natais.

Quadro 4: Distribuição de frequências das mulheres que receberam formação médica ou aconselhamento sobre várias questões

Tema	Sim	Não	Inaceitável*.	Total
Nutrição e autocuidado	119(42.8%)	259(57.2%)	0(0.0%)	278(100.0%)
Situação de emergência Gestão	47(16.9%)	231(83.1%)	0(0.0%)	278(100.0%)
Tórax Alimentação Estágios	26(9.4%)	171(61.5%)	81(29.1%)	278(100.0%)
Família Planeamento	25(9.0%)	172(61.9%)	81(29.1%)	278(100.0%)
Pós-natal Atenção	18(6.5%)	114(41.0%)	146(52.5%)	278(100.0%)

***Normalmente, as pacientes não recebem aconselhamento sobre planeamento familiar, amamentação e cuidados pós-natais na primeira visita à clínica pré-natal. A educação pós-natal é prestada principalmente na terceira e quarta visitas à clínica pré-natal.**

Associar a qualidade dos serviços às qualificações clínicas e dos prestadores de serviços

A associação dos diferentes serviços com as habilitações clínicas e dos prestadores foi testada através do teste do qui-quadrado. A Tabela 5 apresenta os resultados do teste do qui-quadrado para a anamnese e sua associação com a qualificação do profissional. Os resultados mostram que esta relação não é estatisticamente significativa, uma vez que o valor de p é superior a 0,05.

Tabela 5: Relação da anamnese com as qualificações/formação clínica do médico

Qualificação/educação clínica	História médica e biografia		Rácio de probabilidade com intervalo de confiança de 95%	Significado de chi-square	P Significado
	Sim	Não			
			0.349(.040-3.034)	0.992	0.319
Estagiário de pós-graduação	173(174.2)	5(3.8)			
Conselheiro/professor especializado	99(97.8)	1(2.2)			
Total	272(272.0)	6(6.0)			

O teste do qui-quadrado foi utilizado para testar o efeito da qualificação clínica do médico no rastreio de sinais de perigo e no aconselhamento das participantes sobre vários tópicos relacionados com a saúde da mulher durante a gravidez. O resultado para o rastreio de sinais de perigo não foi significativo, com um valor de p de 0,150, enquanto que para o aconselhamento sobre todos os tópicos a associação foi estatisticamente significativa (Quadro 6). A prestação de educação para a saúde revelou-se influenciada pela qualificação clínica e pela posição do profissional de saúde. As participantes atendidas por conselheiros especializados tinham 0,129 vezes mais probabilidades de receber conselhos sobre nutrição e autocuidados do que as mulheres atendidas por estagiários, com um intervalo de confiança (IC) de 95% de 0,074-0,224.

Tabela 6: Resultados do teste do qui-quadrado para a associação entre a prescrição do prestador e os diferentes serviços de cuidados pré-natais

Serviços FANC	Formandos de pós-graduação		Conselheiros especializados		Significância do qui-quadrado	P Avaliação
	Sim	Não	Sim	NÃO.		
Deteção de sinais de perigo	158(88.8 %)	20(11.2%)	94(94.0 %)	6(6.0%)	2.071	0.15 0
Dicas sobre g sobre nutrição e cuidados pessoais	46(25.8%)	132(74.2 %)	73(73.0 %)	27(27.0 %)	58.15	0.00 0
Dicas sobre g gestão de emergências	1(0.6%)	177(99.4 %)	46(46.0 %)	54(54.0 %)	94.10	0.00 0
Dicas sobre planeamento familiar	0(0.0%)	135(75.8 %)	25(25.0 %)	37(37.0 %)	64.32 5	0.00 0
Dicas sobre g sobre práticas de aleitamento materno	1(0.6%)	134(75.3 %)	25(25.0 %)	37(37.0 %)	60.35	0.00 0
Dicas sobre g sobre cuidados pós-natais	0(0.0%)	90(50.6%)	18(18.0 %)	24(24.0 %)	43.95 0	0.00 0

Alterações na prestação de serviços por categoria de doentes

A prestação de serviços de cuidados pré-natais diferiu entre participantes de diferentes categorias, ou seja, funcionárias de clínicas de tecnologia de reprodução assistida e pacientes particulares. 99,1% das participantes na categoria de trabalhadoras domésticas referiram que não receberam aconselhamento sobre a gestão de emergência de complicações, enquanto apenas 16,7% das pacientes privadas referiram este facto. O aconselhamento nutricional e de autocuidados foi dado a 100% dos participantes da categoria privada, em comparação com 29% dos pacientes do PEF. Apenas 0,9% dos pacientes do PEF receberam educação sanitária sobre aleitamento materno, em comparação com 44,4% dos pacientes da categoria privada. A informação e a educação sobre planeamento familiar e cuidados pós-natais foram fornecidas a 46,3% e 33,3% das pacientes do privado, respetivamente (Figura 7), ao passo que nenhuma paciente do PEF recebeu tal informação. O teste do qui-quadrado foi aplicado para testar as diferenças na prestação de serviços de aconselhamento de ANC de acordo com a categoria da paciente e os resultados mostraram uma associação significativa com um valor de p de 0,000 em todas as áreas de aconselhamento.

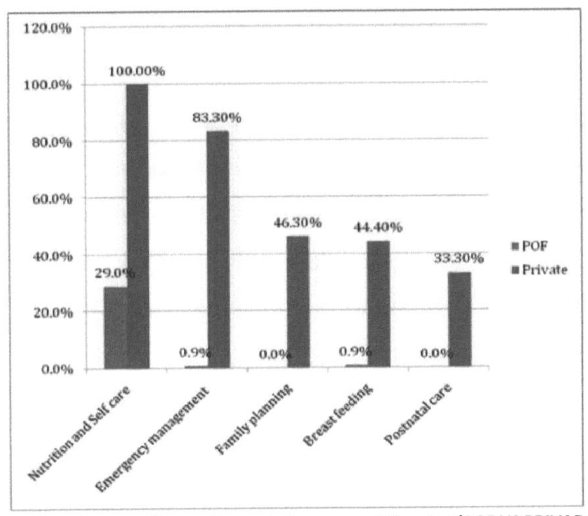

Figura 7: Serviços de aconselhamento prestados aos participantes (POF VS PRIVADO)

DEBATES.

A qualidade dos cuidados pré-natais é essencial para melhorar a saúde da mãe, do recém-nascido e do bebé

Os cuidados pré-natais são uma componente importante da Iniciativa para uma Maternidade Segura, e a procura de cuidados durante a gravidez é vital para a saúde e o bem-estar da mãe. Os serviços de cuidados pré-natais ajudam a identificar rapidamente as complicações da gravidez e a tratá-las precocemente. Por conseguinte, estes serviços são essenciais para garantir a saúde da mãe e do recém-nascido. Os serviços de cuidados pré-natais são prestados por hospitais públicos e privados, clínicas e maternidades a nível primário, secundário e terciário, mas a qualidade destes serviços e a conformidade com as directrizes padrão é questionável. Este estudo foi realizado para avaliar a qualidade dos serviços de cuidados pré-natais e neonatais prestados em instalações de nível terciário e centrou-se principalmente na questão de saber se todos os serviços de cuidados pré-natais necessários, globalmente recomendados e baseados em provas, estão a ser prestados às mulheres que procuram cuidados a este nível. A prestação de todos os serviços necessários é, por si só, uma componente importante e essencial da qualidade dos cuidados. [30]Um estudo que analisa os resultados do Inquérito Demográfico e de Saúde do Nepal de 2011 também sugere que a qualidade dos serviços pré-natais deve ser realçada para melhorar a saúde materna e infantil. Os participantes no inquérito foram questionados sobre os seus exames físicos e laboratoriais, o comportamento dos médicos em relação a eles e os serviços de aconselhamento prestados em várias áreas de

---

1. [30] Ornella Linsetto, Seipati Motebesoane-Anoch, Patricia Gomez, Stephen Munjanja: Possibilidades Cuidados com o Recém-Nascido em África, Evidências Práticas, Apoio a Políticas e Programas para Cuidados com o Recém-Nascido em África, Cuidados Pré-Natais, Capítulo 3.

preocupação.

As mulheres que frequentam centros de cuidados pré-natais têm mais probabilidades de dar à luz em unidades de saúde

Os resultados do estudo mostraram que a maioria das mulheres visitou o centro de saúde para a sua primeira e quarta consultas pré-natais (29,1% e 27,3%, respetivamente), com pouca diferença na frequência da segunda ou terceira consultas para mulheres da mesma paridade. Este resultado indica que as mulheres estavam a cumprir as quatro visitas recomendadas para os cuidados pré-natais e reflecte o seu comportamento de procura de cuidados de saúde. A literatura apoia o facto de que as mulheres que frequentam quatro ou mais consultas pré-natais têm mais probabilidades de dar à luz numa unidade de saúde, o que reduz a mortalidade e a morbilidade materna e neonatal. As mulheres grávidas compareceram às consultas de acompanhamento para efetuar exames físicos e laboratoriais e para receber educação sanitária. A maior parte das mulheres foi instruída e estava consciente do seu direito aos cuidados de saúde durante a gravidez.

A prestação de cuidados pré-natais por profissionais altamente qualificados permite um melhor aconselhamento.

Os serviços de cuidados pré-natais neste estabelecimento específico eram prestados por profissionais de saúde com diferentes qualificações e formações clínicas. A maior parte dos pacientes do PEF (familiares do pessoal do PEF) frequentava o serviço de consultas externas do hospital, onde eram atendidos por estudantes. Os professores e os especialistas prestaram serviços apenas marginalmente, porque passavam poucas horas no OPD e a maior parte deles consultava pacientes privados durante as horas não úteis do OPD. Como os professores e os especialistas atendiam menos pacientes por dia, tinham mais probabilidades de melhorar a prestação de serviços (por exemplo, aconselhamento e educação para a saúde) devido a uma menor carga de trabalho. Os resultados do estudo mostraram que as mulheres atendidas por conselheiros especializados tinham mais probabilidades de receber educação para a saúde do que as mulheres atendidas por médicos estagiários.

O pagamento dos cuidados pré-natais melhora a qualidade dos cuidados

O estatuto da paciente é também um fator importante que contribui para a qualidade dos serviços de cuidados pré-natais, uma vez que as pacientes privadas pagam pelos serviços e, por sua vez, esperam e exigem cuidados de elevada qualidade. Os resultados do estudo mostraram que as pacientes privadas receberam serviços de aconselhamento e de identificação de sinais de perigo de melhor qualidade. [31]Esta conclusão é também apoiada por outro estudo realizado na Tanzânia para comparar os cuidados pré-natais nos sectores público e privado. No entanto, as pacientes dos sectores público e privado receberam os mesmos serviços de rastreio de rotina, incluindo exames físicos como o peso, a altura da base, a PA, o DTE, o crescimento fetal, os movimentos fetais, a auscultação de sopros cardíacos fetais, a deteção de malformações, etc. [32]Esta constatação está de acordo com um estudo recente efectuado em Hyderabad, Sindh, que observou que a maioria das mulheres que frequentavam a clínica pré-natal eram submetidas a exames de rotina. Estes exames são uma parte importante e integrante dos cuidados pré-natais, uma vez que qualquer complicação ou anomalia neste domínio pode pôr em risco a

---

1. [31] Hasan Z, Zia S, Marasi M: Consumption of antenatal care services by rural women in northwest Pakistan (Consumo de serviços de cuidados pré-natais por mulheres rurais no noroeste do Paquistão). JPMI 2007, vol. 21(1): 29-35.
2. [32] Nisar N, Amjad R: Pattern of antenatal care provided at a public sector hospital Hyderabad Sindh. J Ayub Med Coll Abbottabad. 2007 19(4): 11-13.
3. [33] Schmid G. Economic and programme aspects of congenital syphilis prevention (Aspectos económicos e programáticos da prevenção da sífilis congénita). Boletim da Saúde Mundial

vida da mulher.

Todos os serviços essenciais e testes de rastreio efectuados, independentemente do médico e do método de pagamento

A anemia afecta quase metade das mulheres grávidas em todo o mundo e constitui um fator de risco para a morbilidade e a mortalidade maternas. A anemia durante a gravidez aumenta o risco de morte por hemorragia (uma das principais causas de mortalidade materna). Está também associada a um risco acrescido de nado-morto, baixo peso à nascença, prematuridade e morte neonatal. [33]As estratégias para prevenir e controlar a anemia durante a gravidez incluem a suplementação com ferro e ácido fólico, a desparasitação para as invasões intestinais, a prevenção da malária, a melhoria dos cuidados obstétricos e o tratamento da anemia grave, bem como actividades de promoção da saúde. Os resultados mostraram que, durante as consultas pré-natais, as mulheres também foram examinadas para detetar sinais e sintomas de anemia e receberam os suplementos necessários. Os serviços de cuidados pré-natais podem incluir aconselhamento nutricional, incluindo suplementos para a deficiência de micronutrientes, e incentivar as práticas de amamentação.

Também foram efectuados exames laboratoriais e rastreios a pacientes do PEF e do sector privado, com pouca variação nos serviços devido a diferenças nas qualificações clínicas e na atribuição de prestadores de serviços. Os participantes também foram vacinados contra o tétano, que é uma das principais causas de mortalidade materna e neonatal. Os serviços de cuidados pré-natais oferecem a oportunidade de vacinar as mulheres grávidas com as duas doses recomendadas de tétano, prevenindo assim o tétano materno e neonatal. [34]Os resultados do

---

Organ 2004; 82(6):402-409.
1. [34] Florence Mvula Mgawadere; Avaliação da qualidade dos cuidados pré-natais no Centro de Saúde de Lungwena em

estudo revelaram que o rastreio do VIH e da sífilis não foi efectuado, apesar de se saber que pelo menos 50% das mulheres com sífilis aguda sofrem consequências adversas na gravidez e que testes simples de rastreio da sífilis podem prevenir estas complicações através da deteção precoce e do tratamento da doença. As complicações da sífilis são graves, mas o tratamento é barato e eficaz. O controlo da sífilis nas mulheres grávidas através do rastreio pré-natal universal e do tratamento dos casos positivos foi reconhecido como uma intervenção viável e eficaz em termos de custos. No entanto, muitas mulheres que frequentam as clínicas pré-natais não são rastreadas e tratadas para a sífilis, o que resulta em nados-mortos e mortes neonatais evitáveis. A transmissão do VIH de mãe para filho também pode ser evitada através de programas de rastreio eficazes.

Alguns dos componentes em falta observados no aconselhamento

O estudo concluiu que as mulheres grávidas receberam educação sanitária sobre nutrição e autocuidados principalmente durante a primeira consulta pré-natal. Os médicos dirigiram-se mais às pacientes privadas para aconselhamento e educação para a saúde. No entanto, apenas uma pequena percentagem das participantes recebeu informações sobre serviços de planeamento familiar, práticas de amamentação, cuidados de emergência para complicações e cuidados pré-natais. [35]Estas conclusões são coerentes com um estudo realizado no Centro de Saúde de Lungwena, nas zonas rurais do Malavi, que também indicou que as mulheres não receberam informações adequadas sobre sinais de perigo, possíveis complicações durante o parto, higiene pessoal, amamentação exclusiva, planos pós-parto e o impacto das IST e do VIH nos resultados da gravidez. [36]Outros estudos

---

Rural Malawi, março de 2009.

1. [35] Suparna Ghosh-Jerath, Nivedita Devasenapati, Archna Singh, Anuraj Shankar, Sanjay Zodpey: Utilização de cuidados pré-natais (ANC), práticas alimentares e resultados nutricionais entre mulheres

também constataram uma prestação inadequada de serviços de aconselhamento. Na maioria dos casos, as participantes foram informadas sobre nutrição, alimentação equilibrada, cuidados pessoais, sono e repouso adequados. Durante a quarta visita, as participantes receberam informações sobre cuidados pré-natais. Durante a segunda, terceira e quarta visitas, as participantes foram informadas sobre planeamento familiar e amamentação. A educação para a saúde é uma componente essencial das consultas pré-natais, necessária para a adesão e satisfação das pacientes, mas, infelizmente, esta componente não é adequadamente abordada pelos prestadores de cuidados de saúde.

grávidas e puérperas em bairros de lata urbanos de Deli, Índia Ghosh-Jerath et al. Reproductive Health (2015) 12:20 DOI 10.1186/s12978-015-0008-9
2. [36] Fremeli Health, NHS Foundation Trust

CONCLUSÕES E PRÓXIMAS ETAPAS

Conclusão

Um estudo efectuado num centro de saúde terciário para avaliar a qualidade dos serviços de cuidados pré-natais específicos mostrou que o hospital proporcionava uma melhor cobertura dos serviços de cuidados pré-natais específicos às áreas circundantes, tal como evidenciado pelo número de mulheres grávidas que procuravam cuidados pré-natais no centro de saúde todos os meses. No entanto, a prestação de serviços de cuidados pré-natais às mulheres grávidas variava em certa medida. A maior parte dos serviços de rastreio de rotina prestados nas unidades de saúde cumpriam as normas recomendadas de qualidade óptima, com pequenos desvios em relação às recomendações, como o rastreio do VIH e da sífilis. As recomendações da OMS de quatro consultas pré-natais foram respeitadas e as participantes foram encorajadas a comparecer às consultas de acompanhamento. As participantes também foram imunizadas e receberam os suplementos necessários de acordo com o calendário de vacinação recomendado e a condição da paciente. O pessoal era competente e tinha boa formação, mas, devido ao elevado volume de trabalho, alguns serviços essenciais não foram prestados ou foram ignorados, como a recolha da história clínica ou a identificação de sinais de perigo em alguns pacientes. Além disso, os participantes do sector privado receberam melhores serviços em termos de aconselhamento, educação para a saúde e identificação de sinais de perigo. Esta discriminação deve ser evitada. As qualificações clínicas e a posição do profissional de saúde também influenciaram a qualidade dos serviços pré-natais.

Recomendações e acções futuras

Com base nas conclusões do estudo, são feitas as seguintes recomendações para melhorar os serviços de cuidados pré-natais na área de estudo.

1. A formação do pessoal deve ser revista de modo a incorporar novas competências específicas aos cuidados pré-natais, incluindo aptidões técnicas para avaliar, tratar e aconselhar as utentes, e manter padrões de auditoria para melhorar a qualidade dos serviços. Os médicos devem ser motivados e formados para seguirem protocolos normalizados de modo a prestarem serviços de cuidados pré-natais de qualidade às mulheres grávidas.

2. Os cuidados pré-natais devem também responder às necessidades básicas das mulheres grávidas, tais como a identificação e o tratamento de doenças existentes, como a tuberculose, a malária, a malnutrição, as IST e o VIH. A OMS recomenda que todas as mulheres grávidas sejam submetidas a um rastreio da sífilis na primeira visita à clínica pré-natal, no primeiro trimestre da gravidez, e novamente na altura do parto. As mulheres com resultados positivos no teste da sífilis devem receber tratamento adequado e ser informadas sobre a importância do teste do VIH. Os seus parceiros também devem ser tratados e deve ser elaborado um plano de tratamento para os seus filhos após o nascimento.

3. Os cuidados pré-natais são um passo importante na continuidade dos cuidados e os serviços devem ser alargados de modo a incluir áreas como a informação e o aconselhamento em matéria de saúde para as mulheres grávidas, as suas famílias e as comunidades. As mulheres grávidas e as suas famílias devem receber informação, educação e aconselhamento adequados

sobre boa nutrição e cuidados pessoais, promoção do aleitamento materno precoce e exclusivo e informação relacionada com a nutrição das mulheres seropositivas. O aconselhamento sobre o planeamento familiar e o espaçamento das gravidezes, bem como os cuidados pós-natais e neonatais adequados, devem também ser prestados como componentes integrais dos cuidados pré-natais.

4. A discriminação na prestação de serviços essenciais deve ser evitada e os serviços essenciais devem ser prestados de forma equitativa.

5. Esta avaliação das CPS deve ser aplicada de forma mais alargada, incluindo nos hospitais públicos de ensino.

6. Devem ser criados determinados mecanismos de controlo e de regulamentação para garantir uma prestação óptima dos serviços essenciais da FANC.

Limitações do estudo

A generalização do estudo é limitada, uma vez que foi realizado num contexto urbano com uma composição populacional específica numa região rica em recursos. Além disso, devido a limitações de tempo, não é possível aplicar uma conceção qualitativa para obter informações mais aprofundadas sobre a situação, uma vez que se trata de um estudo de curto prazo que apenas avalia a qualidade da prestação de serviços básicos de cuidados pré-natais. No entanto, dado o facto de terem sido identificados alguns problemas graves, especialmente na área do aconselhamento, é necessário avaliar os cuidados pré-natais para recém-nascidos em todos os hospitais universitários terciários.

REFERÊNCIAS

1. Karin Gross, Joanna Armstrong Schellenberg, Flora Kessy, et al: Cuidados pré-natais na prática: um estudo exploratório em clínicas de cuidados pré-natais no Vale de Kilombero, sudeste da Tanzânia, BMC Pregnancy Childbirth. 2011; 11: 36. Publicado online em 20 de maio de 2011. doi: 10.1186/1471-2393-11-36 PMCID: PMC3123249

2. Campbell OM, Graham WJ: Strategies to reduce maternal mortality: continuing what works. Lancet. 2006; 368:1284-1299. doi: 10.1016/S0140-6736(06)69381

3. Villar H, Bergchot P. WHO randomised trial of antenatal care: guidance on implementing the new model. WHO/RHR/01.30; 2003 Genebra.

4. OMS. Normas para os cuidados maternos e neonatais. Garantir a eficácia dos cuidados pré-natais. 2006

5. Programa ACCESS. Cuidados pré-natais específicos: prestação integrada, Cuidados personalizados durante a gravidez (projeto de relatório técnico). 2006.

6. Campbell OMR, Graham WJ, The Lancet Maternal Survival Series steering group: Maternal survival 2: Strategies for reducing maternal mortality: getting on with what works. The Lancet 2006, 368:1284-99.

7. Lawn JE, Cousens S, Zupan J: 4 milhões de mortes neonatais: quando? onde? porquê? Lancet 2005, 365:891-900.

8. Turan JM, Bulut A, Nalbant H, Ortayh, Akalin AH. Qualidade dos cuidados pré-natais hospitalares em Instabul. Family Planning. 2006; (1) 37.

9. UNICEF. A Situação das Crianças no Mundo 2006. 2005. Nova Iorque: Fundo das Nações Unidas para a Infância.

10. Birungi H, Onyango-Ouma W: Acceptability and Sustainability of the WHO Focused Antenatal Care Package in Kenya (Aceitabilidade e sustentabilidade do pacote de cuidados pré-natais da OMS no Quénia). Nairobi; 2006.

11. Khan KS, Wojdyla D, Say L, Gulmezoglu AM, Van Look PF. Análise da OMS sobre as causas da mortalidade materna: uma revisão sistemática. Lancet 2006; 367:1066-1074.

12. Pakistan Statistical Yearbook (2007) Gabinete Federal de Estatística, Governo do Paquistão.

13. Raisa B. G., Paul P., Oslon J.K.: Strengths and challenges of Pakistan's first pre-licensure baccalaureate nursing programme. Journal of Professional Nursing 2009. 25 (4): 240-248.

14. OMS. Relatório sobre a Saúde no Mundo 2005: Fazer com que cada mãe e cada criança contem. 2005. Genebra, Suíça: Organização Mundial de Saúde.

15. Stanton S, Blank AK, Croft T, Choi Y. Skilled birth attendance in developing countries: progress to date and strategies for expanding coverage. J Biosoc Sci 2006;1-12.

16. Mwifadhi Mrisho, Brigit Obrist, Joanna Armstrong Schellenberg, et al: The use of antenatal and postnatal care: perspectives and experiences of women and health care providers in rural southern Tanzania BMC Pregnancy and Childbirth 2009, 9:10 doi:10.1186/1471-2393-9-10

17. Bloom S. S., Lippeveld T., Vipidge D.: Does antenatal care affect safe delivery? A study in urban Uttar Pradesh, India. Health Policy and Planning, 1999, 14:38-48.

18. Yanagisawa S, Oum S, Vakai S: Determinants of skilled attendance at birth in rural Cambodia (Determinantes da assistência qualificada ao parto no Camboja rural). Tropical Medicine and International Health 2006, 11(2):238-251

19. Coria-Soto IL, Bobadilla JL, Notzon F: Effectiveness of antenatal care in the prevention of intrauterine growth retardation and low birth weight due to preterm labour. International Journal of Quality in Health Care, 1996, 8:13-20.

20. Ali AA, Osman MM, Abbaker AO, Adam E (2010) Utilização dos serviços de cuidados pré-natais em Kassala, no leste do Sudão. BMCPegravidez e Parto 10:
67.doi:10.1186/1471-2393-10-67

21. Holtzth TH, Kachur SP, Roberts JM, Marum H, Mkandala C, Chizani N, Macheso A Parise ME. Utilização de serviços de cuidados pré-natais e tratamento preventivo intermitente para a malária entre mulheres grávidas no distrito de Blantyre. Malawi. Tropical Med, Int Health. 2004; Jan: 9 (1): 72-77.

22. Darmstadt GL, Bhutta ZA, Cousens S, Adam T, Walker N, De Bernis L. Cost-effective evidence-based interventions: how many newborns can we save? Lancet 2005; 365(9463):977-988.

23. Von Bot K, Flessa S, Makuwani A, Mpembeni R, Jan A. Quanto tempo é que os serviços de saúde gastam em cuidados pré-natais? Implicações para a

implementação de um modelo de cuidados pré-natais direccionados na Tanzânia. BMC Pregnancy and Childbirth. 2006;6:22. doi: 10.1186/1471-2393-6-22.

24. Manongi RN, Marchant TC, Bygbjerg IC. Improving motivation of primary health care workers in Tanzania: a health workers' perspective (Melhorar a motivação dos trabalhadores dos cuidados de saúde primários na Tanzânia: uma perspetiva dos trabalhadores da saúde). Hum Resour Health 2006; 4:6.

25. Mathole T, Lindmark G, Ahlberg BM. Dilemas e paradoxos na prestação e alteração dos cuidados pré-natais: um estudo de enfermeiras e parteiras nas zonas rurais do Zimbabué. Publicação de acesso antecipado; 2005

26. Muhammad Ashraf Majrooh, Seema Hasnain et al: Cobertura e qualidade dos cuidados pré-natais prestados em unidades de cuidados de saúde primários na província de Punjab, Paquistão PLoS One. 2014; 9(11)

27. Hasan Z, Zia S, Marasi M. Consumo de serviços de cuidados pré-natais por mulheres rurais no noroeste do Paquistão. JPMI 2007, vol. 21(1): 29-35.

28. Nisar N, Amjad R: Pattern of antenatal care provided at a public sector hospital Hyderabad Sindh. J Ayub Med Coll Abbottabad. 2007 19(4): 11-13.

29. Resumo técnico do MCHIP Qualidade dos cuidados de saúde 2014

30. Ornella Linsetto, Seipati Motebesoane-Anoch, Patricia Gomez, Stephen Munja: Opportunities for Africa's Newborns, Practical Evidence, Policy and Programme Support for Newborn Care in Africa, Antenatal Care, Capítulo 3.

31. Hasan Z, Zia S, Marasi M. Consumo de serviços de cuidados pré-natais por mulheres rurais no noroeste do Paquistão. JPMI 2007, vol. 21(1): 29-35.

32. Nisar N, Amjad R: Pattern of antenatal care provided at a public sector hospital Hyderabad Sindh. J Ayub Med Coll Abbottabad. 2007 19(4): 11-13.

33. Schmid G. Economic and programme aspects of congenital syphilis prevention (Aspectos económicos e programáticos da prevenção da sífilis congénita). Boletim do Órgão Mundial de Saúde 2004; 82(6):402-409.

34. Florence Mvula Mgawadere; Avaliação da qualidade dos cuidados pré-natais no Centro de Saúde de Lungwena, na zona rural do Malawi, março de 2009.

35. Suparna Ghosh-Jerath, Nivedita Devasenapati, Archna Singh, Anuraj Shankar e Sanjay Zodpey: Utilização de cuidados pré-natais (ANC), práticas alimentares e resultados nutricionais entre mulheres grávidas e puérperas num bairro de lata urbano de Deli, Índia, Ghosh-Jerath et al. Saúde Reprodutiva (2015) 12:20 DOI 10.1186/s12978-015-0008-9

36. Frimely Health NHS Foundation Trust

3.   [3] Villar J, Bergsjo P. WHO Randomised Trial of Antenatal Care: Manual for the Implementation of the New

Modelo. OMS/RHR/01.30; 2003 Genebra

4.   [4] OMS. Normas para os cuidados maternos e neonatais. Garantir cuidados pré-natais eficazes. 2006

5.   [5] Programa ACCESS. Cuidados pré-natais direccionados: prestação de cuidados abrangentes e personalizados durante a gravidez.

(Projeto de relatório técnico). 2006.

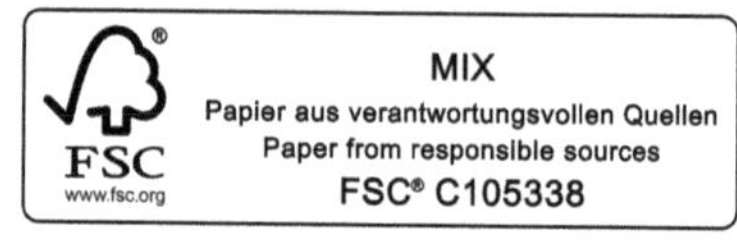